インスピレーションズ

～カイロプラクターを育む名言集～

Thomas Gelardi
トーマス・ジェラルディ 編著
Yoneyama Katsuhisa
監修　米山勝久
Fukumoto Yosuke
翻訳　福本要介

科学新聞社

INSPIRATIONS
Recorded and compiled by Thomas A. Gelardi.
Published by Sherman College of Straight Chiropractic

もくじ

英語版発行者のことば―デビッド・B・クックDC　5
日本語版の出版に寄せて　7
はじめに　9

心のありよう　11
度胸　22
人格　25
カイロプラクティック　37
コミットメント　42
コミュニケーション　46
勇気　50
夢　61

教育　65
神　72
政府　76
ユーモア　79
リーダーシップ　81
愛　85
パーマー父子　87
アイン・ランド　91
成功　98
思考　123
時間　129
真理　131
仕事　138

監修者あとがき　141
翻訳者あとがき　143

英語版発行者のことば

シャーマン・カレッジ・オブ・ストレート・カイロプラクティックを代表して、「ホワイトブック」シリーズの第二弾をお届けできることを大変光栄に思います。「グリーンブック」と同様、このシリーズもカイロプラクティックの貴重な文献として、皆さまの書棚に加えられることを願っています。

第一弾は、レジー・ゴールド先生の『生命の三位一体』のハードカバー版でした。このたび「ホワイトブック」の第二弾として、本学の創設者であるトーマス・A・ジェラルディ先生による著書『インスピレーションズ』をご紹介できることを大変誇りに思います。

本書は、インスピレーションを与える名言を先生がまとめたものです。シャーマン・カレッジの創設者兼学長として在任中、先生は常に尊敬する偉人たちが残した原理や真理にインスピレーションを求めていました。今回、偉大なリーダーたちの思慮深い金言に加え、先生自身の叡知の言葉もお届けさせていただきます。

本書は、先生が収集した奥深い金言集です。先生が見聞きしたものの中から、彼を動機づけ、鼓舞し、考えさせ、笑わせた文章を集めたものです。しかし本書をただの名言集だとは思わないでください。

もちろん、引用されている多くの偉人や時代を超えたリーダーシップ、明晰な思考を示す優れた事例を読めば、本書が名著であることは明白でしょう。しかし個人的には、トム・ジェラルディという、偉大なリーダーであり、思想家、革命家、カイロプラクターであり、そして一人の素晴らしい人物としての彼を知ることができるという点で、本書は傑作であると言えるのです。我らが大学の創設者であり、この業界における最も勇敢なリーダーの一人であるトム・ジェラルディにインスピレーションを与えた偉人たちの考えに触れることができる、こんなにありがたいことはありません。

個人的なコレクションを提供してくれたトムに心から感謝します。

シャーマン・カレッジ・オブ・ストレート・カイロプラクティック
学長　デビッド・B・クックDC

日本語版の出版に寄せて

本書に収められている名言は、シャーマン大学がパーマー父子のビジョンを守り推し進める上で、大きな励みを与えてくれたものです。いずれも奥深い哲学のエッセンスゆえに、一読では納得できないものもあるかもしれません。しかし、その哲学を深めていくことで腑に落ちるものと思います。

アイン・ランドの小説『*The Fountainhead*（水源）』はカイロプラクター必読の書です。彼女は、「核となるアイデアがあり、その意図が細部まで一貫していなければ、理にかなった美しいものにはなり得ない」、また「誠実さとは真の自分に向き合うことであり、唯一の目的を果たすために一つのテーマに専念することです」と述べています。後年、B・J・パーマーの義娘であるアグネス・パーマーに話したところ、彼女も以前、BJの哲学クラスでこの本を教材に学んだ、と聞いて驚きました。

D・D・パーマーは『*The Chiropractor's Adjuster*』の中で、「カイロプラクティックとは、脊椎調整の科学と芸術、およびその実践に対する名称であり、いかなる医学分野とも関係がない」と述べています。

陰陽相補論で言えば、核となるアイデア・使命・目的が独自性と不変性を示す「陽」であり、哲学・科学・芸術が普遍性と変容性を示す「陰」となります。長い歴史を持つ建築、工学、医学、法律などの職業は常に、核となるアイデアにより維持されつつ、その哲学・科学・芸術は進化してきたのです。

ゲーテはこう言います。「真理は実にシンプルだ、という事実は探求者の心を苛立たせる」

このたび、シャーマン大学創立五〇周年を記念して、日本語版が出版されることとなりました。本書が日本のカイロプラクターの皆さまのもとに届くことをたいへんうれしく思います。

トーマス・A・ジェラルディDC

はじめに

当初、私は単にカイロプラクティックを自分の仕事にできたらいいなと思っていました。自営業として独立し、人を助け、社会の役に立ち、自分の手と頭で生きていければ素晴らしいと思ったのです。

しかし学校に入学して、カイロプラクティックがキャリアの選択である以上に、私の人生の目的であることに気づいたのです。

二年生の時、私は人生の目的を「有益で、手頃な価格の脊椎サブラクセイションの修正を、できるだけ多くの人に提供すること」と決意しました。その目的を折に触れ見直し、ブレずに進む自分を確認してきました。

自然界に存在するすべてのものには目的があります。人間も生きる目的を見つけ、それを達成することは、生命の自然な現れであると同時に必然であると確信しています。音楽家にとっては作曲が、画家にとっては絵を描くことが情熱であるように、人生の目的を果たすことが情熱となるのです。私は、天命を知る幸運にあずかれたことに感謝しています。

私は脊椎の検査や分析、アジャストメント、専門家会議や市民活動への参加、カイロプラクティックに関する執筆や講演、大学の運営、裁判所や行政機関での証言、などを行ってきました。成功に向け、自分自身を元気づけ勢いに乗せるため、普遍的な原理に従い行動する必要がありました。その中で、特に役に立ち感銘を受けた金言を書き溜めてきました。時には、単に面白いからという理由で載せたものもあります。リストが増えるにつれ、引用元の正確さが保証できなくなってしまったので、本書は参考文献というよりは、思考と原理のコレクションだと考えてください。

金言を観想することにより、それが私の命の一部となることを知りました。あなたも、本書に収められた金言と向き合い、時折、心に響いた一文を観想すれば、それは命の意味への道しるべとなり、あなたを成功へと導いてくれることでしょう。

トーマス・A・ジェラルディDC

心のありよう

心構えが成功と失敗の分かれ道です。精神的姿勢は、人生を通じて形成される心のありようです。すべては心構えから始まり、あらゆる振る舞いは心構えの現れなのです。幸いなことに、私たちは自分自身で心のありようを選択できるのです。

トム・ジェラルディ

奇跡とは、神のおぼしめしが遥か彼方から突然やって来ることではなく、私たちの知覚が研ぎ澄まされ、一瞬でも私たちの目が見え、耳が聞こえるようになることのようです。

ウィラ・キャザー

経験を積むほどに、心構えが人生に与える影響を実感しています。私にとって精神的態度は、現実以上に大切なものです。学歴よりも、お金よりも、環境よりも、成功よりも、失敗よりも、人の言動よりも、向き合い方が重要なのです。外見や才能や技術よりも優先されるべきものです。会社も教会も家庭も、うまくいくかどうかはそれ次第なのです。そして驚くべきことに、私たちは日々、どんな態度をとるか選択することができるのです。過去を変えることはできませんし、これから何らかの行動を起こすという事実を変えることもできません。避けられないことを変えることはできないのです。私たちにできることは、手持ちの弦で演奏することだけ、つまり心構えが重要なのです。私は、人生を決定する要素は、出来事が一〇パーセント、それにどう反応するかが九〇パーセントだと思っています。そして、それはあなたにも当てはまると思います。人は自分で自分の心のありようを決定するのです。

チャールズ・スウィンドル

命の尊重を宣言しない社会は、必然的に衰退する。

アルベルト・アインシュタイン

多くの場合、幸福の度合いは、決心の程度で決まる。

エイブラハム・リンカン

誰もが偉大になれます。なぜなら、誰もが奉仕することができるからです。奉仕するために大学で学ぶ必要はありません。奉仕するために、文章を上手に書ける必要はありません。プラトンやアリストテレスの哲学を知らなくても、奉仕することはできます。アインシュタインの相対性理論を知らなくても、奉仕することはできます。熱力学第二法則を知らなくてもよいのです。必要なのは慈しみの心だけ、愛より生ずる魂だけです。

マーティン・ルーサー・キング・ジュニア

常在戦場の心の持ち主は手ごわい。

サリー・ケンプトン

まず自分自身を満たす、そうして初めて人に与えることができる。

聖アウグスティヌス

人は望んだ通りの人間にしかなれない。

ベア・ブライアント（アメリカンフットボール・コーチ）

バラの木にとげがあると文句を言うのか、とげのある木にバラの花が咲くと喜ぶのか。それはすべてあなた次第だ。

J・ケンフィールド・モーリー

決意した以上のことは起きない。

ジョン・グレイ

笑顔をまとわなければ、装いは完成しない。

ロバート・オーベン

理想は星のようなもので、手に触れることはできない。理想は、荒波を行く船乗りが見る北極星であり、それに従い進むことで運命に到達するのだ。

カール・シュルツ

小さな計画を立ててはいけない。そこに人を動かす力はなく、達成されることもないだろう。大きな計画を立てよう。大きな努力が求められる高い目標を持とう。崇高で理にかなった計画であれば、それが崩れることはない。

ダニエル・H・バーナム

遥か彼方の太陽の下、私の夢はそこにあります。私はそこにたどり着けないかもしれない。しかし、胸を張り見上げることでその美しさを見、信じることでそれが導く方向に進むことができるのです。

ルイーザ・メイ・オルコット

人は皆、生まれながらにして天才です。しかし、生計を立てることに不安を抱く父親と、近所の目を気にする母親から愛を注がれることによって、天才ではなくなってしまうのです。

バックミンスター・フラー

定言命法とはひとえに、以下のようなものである。あなたの意志の格律が常に同時に普遍的な法の理として妥当し得るよう行為せよ。

イマヌエル・カント

価値を持つものにはたいてい値札がない。お金は値段を語るのみで、価値とは関係がない。価格には詳しいが価値を知らない人がいる。

ボブ・ヒューズ

不道徳は恐ろしく、また醜い化け物であるが、憎むためには見る必要がある。しかし、あまりに頻繁に見られるので、我々は、まず耐え、次に哀れみ、そして慣れるのである。

アレクサンダー・ポープ

水を飲むときには、井戸を掘った人を想え。

中国のことわざ

真の達成の源は、自分がなり得る最上のものになろうとする意志にある。

ハロルド・テイラー

過去を悲観的に分析する人を悲観論者、負の引き寄せ人などと呼ぶ人がいますが、全然そんなことはありません。

マルコム・マゲリッジ

結果が態度を決めるのではない。態度が結果を決めるのだ。

〔引用元不明〕

海岸を見失う勇気を持たずに、新たな海を見いだすことはできない。

私たちは皆、同じ船に乗っている。

人が私のことをどう思おうが、私には関係のないことだ。

高次の知性を認識し、尊重し、応える。

高貴な魂は自分自身に対して尊敬の念を抱いている。

自分が本当に楽しめることを見つけられれば、生涯働くことはない。

物事に対する向き合い方は、自分に関するほぼすべてに影響を及ぼしているようだ。

過去は変えられない。唯一の選択肢は未来を決めることだけだ。あなたと似た、あるいはひどい過去を持ちながらも、輝く未来を切り開いた人たちの話を探してみてください。過去を隠す必要はなく、ただそこから距離を取り、未来を築くことに取り掛かればよいのです。

理想に始まり、理想に終わるべし。

自分の向き合い方を点検しなさい。

態度が高度を決める。

まるでコンクリートのように、混ざり合い永久に固まってしまったような心の持ち主がいる。

手で働く者は労働者である。
手と頭で働く者は職人である。
手と頭と心で働く者は芸術家だ。

今あるものだけを見ていると、いつまで経ってもたどり着けない。

度胸

度胸とは、必ずしも精神的に恐れを知らないということではありません。むしろ恐怖を抱えながらも、自分がなすべきことをなすことです。度胸は選択です。どんな事業にも大胆さが必要です。悲しいことに、多くの人は恐怖に打ちのめされています。成功に伴う責任と、失敗による罰を恐れている。そして何より、人からどう思われるかを恐れているのだ。

トム・ジェラルディ

できること、思い描くことは何でもやってみよう。度胸の中には、才能、力、奇跡がある。

ヨハン・ヴォルフガング・フォン・ゲーテ

待っているだけの人にも何かは起こるかもしれないが、それは努力した人の残り物だ。

エイブラハム・リンカン

稀有なる奇跡的向上力は、確固不抜の精神の内に見いだされる。

マーク・トウェイン

彼らが光を見ようとしないのなら、熱を感じさせてやればよい。

フレッド・エッカート（下院議員）

［引用元不明］

迷いの原には、無数の骨が散らばっている。それは歴史の幕開けを待たずして散っていった者たちだ。

たいていの人は、温度計のように、周りで起こっていることに反応するだけだ。稀有な人は、サーモスタットのように、起こることを設定する。

人格

肉体同様、人格は日々の行為により培われる。人格形成は極めて現実的で私的なものです。揺るがぬ心は、強靭な肉体以上に、人生の難局を乗り越え成功に至る条件となるのです。社会においては能力以上に、良い人柄が重要となります。

トム・ジェラルディ

人間には自身の職業に対して恩義があると私は考える。人は当然、その職業から尊敬と利益を得ようとするものであり、その償いとして、その職業を支援し輝かせるよう努力する義務があるのだ。

フランシス・ベーコン

バラを贈る手には香りが漂う。

中国のことわざ

スタイルについては流れに委ね、原理については岩のように立て。

トーマス・ジェファーソン

あなたは、自分がいったい何を求めているのか分かっていますか。完全性。不可能性。正しく一貫性があり合理的で嘘偽りのない芸術作品のような全なるもの。そうしてあなたはそれを生身の人間の中に求めている。あなたはそれに恋をしているのです。

アイン・ランド

人の質は、選んだ分野ではなく、美徳に向けた努力によって決まる。

ヴィンス・ロンバルディ

ナチスを憎むのは簡単だが、本当に危険なのは彼らではない。悪と折り合いをつける普通の人々である。

ジャコボ・ツィマーマン

人は手に入らないものを破壊し、理解できないものを否定し、羨むものを侮辱するものだ。

オレノ・ド・バルザック

この世界は各人の必要には十分であるが、欲望のためには足りない。

マハトマ・ガンジー

ところで「誠実さ」とは何だと思いますか。隣の人のポケットから時計を盗まないということですか。いいえ、そんな単純なものではありません。それだけなら、人類の九五パーセントは正直でまっすぐな人間だと言えるでしょう。そうではないのです。誠実さとは、考えを貫き通す能力です。そのためにはまず、考える力が必要です。

アイン・ランド

自分が軽蔑する者に、世界を引き渡すことはできない。

アイン・ランド

どの時代においても、ほんの一握りの人たちだけが人間の本質をつかみ、到達してきました。残りの人たちがそれを裏切ろうとも、それは問題ではありません。世界を動かし、命に意味を与えるのは、いつだってそのわずかな人たちなのだから。

アイン・ランド

私の関心は未来にある。残りの人生をそこで過ごさなければならないからだ。

チャールズ・ケタリング

ある者はプレッシャーに負けて諦めてしまい、ある者は売り渡す。ある者は、気づかぬうちに衰え、情熱を失い、いつ、どのようにしてそれを失ったのか、知る由もない。「大人になるとは心を捨てることだ」「安全のためには目立たぬことだ」「賢く生きるためにはプライドを捨てることだ」などとしつこく言う年寄りの群れに消えていく。

アイン・ランド

ばか騒ぎをして街を練り歩くような輩は、私の軽蔑の対象にもならない。彼らは脊髄だけで十分なところ、誤って大脳も与えられてしまったのだろう。

アルベルト・アインシュタイン

人生の葛藤の大きさは、人格というエネルギーが魂から切り離された距離に比例する。その場所においては創造の力は及ばない。

ゲーリー・ズーカフ

あなたの経歴がどうであろうと、自分自身を卑下するようなことがあってはならない。世界を過ぎ去る悲しみに落胆してはならない。まず「私は自分自身の成長のために何をしてきたか」と問い、前進するにつれ、「私は自分の国のために何を成したか」と聞きなさい。そうすればやがては、人類の進歩、発展、向上に対して貢献できたと思える時が来るかもしれない。しかし、あなたの努力が人生にとって有益であろうとなかろうと、人生を終えるときに、自分にできることはすべてやった、と言えるようにしようではありませんか。

ルイ・パスツール

偉大な精神の持ち主は常に、凡庸な者たちからの激しい反発に遭ってきた。

アルベルト・アインシュタイン

人生とは不思議なものです。至上以外のその他すべてを拒否するとき、それを得るのです。

サマセット・モーム

つらい時とは、倍の努力をする時であり、あきらめる時ではない。

トム・ジェラルディ

世界には七つの罪がある。
労働を伴わない富、良心のない喜び、人徳を伴わない知識、道徳なき商い、人間性なき科学、犠牲なき信仰、原則なき政治である。

マハトマ・ガンジー

気配りとは、水しぶきを上げずに荒波に飛び込む技術である。

ジーン・ブラウン

人がこの世に多くの勇気をもたらす時、世界は彼を潰しにくるだろう。
アーネスト・ヘミングウェイ

勝利も敗北も知らない灰色の黄昏の内に住み、楽しむことも苦しむこともない哀れな精神と共にいるよりも、たとえ失敗に終わったとしても、大きなことに挑戦し、輝かしい勝利を勝ち取る方がはるかに良いのである。栄光は、実際の闘技場にいる、血と汗と埃にまみれた人のものである。勇猛果敢に努力する人。何度も何度も失敗し、挫折し続け、情熱と献身を知り、価値ある大義に身を捧げる人。そして、最悪の場合、失敗したとしても、少なくとも大きな挑戦をして失敗したのであって、勝利も敗北も知らない冷たく臆病な魂と一緒にされることは決してないのである。

セオドア・ルーズベルト

現代では、あまりにも多くの人が、自分の未来を自分以外の状況、つまり何かをしてくれる組織という観点から見るようになりました。この価値観は逆さまです。未来は、人が何かに貢献し、何かをより良くし、全身全霊を傾けて信じるべきところに向かうために、何ができるかという観点から見るべきものです。

フレデリック・カペル

寛容の責務は、より広い視野を持つ者にある。

ジョージ・エリオット

私たちは、人前で装うことに慣れてしまい、ついには自分自身が分からなくなっている。

フランソワ・ド・ラ・ロシュフーコー

人は三種類に分けられる。歩める者、歩めない者、そして歩む者だ。

アラビアのことわざ

原理よりも権利を重視する者は、すぐにその両方を失う。

ドワイト・D・アイゼンハワー

人が持つ言葉の中で、最も悲しいものは「もしかしたら、そうだったかもしれない」だ。

ロバート・バーンズ

私たちの前には、運命を決定する機会があるのです。なぜなら、運命は偶然の産物ではなく、選択の産物だからです。

ウィリアム・ジェニングス・ブライアン

［引用元不明］

境遇がその人を作るのではない。境遇はその人自身を現すものである。

幸運の鍵は、人間としてのあなたの人格です。

関係ない者もまた関係している。

アヒルのようになれ。表面上は穏やかに、見えない所でがむしゃらに。

日々の選択が、明日は何になり、何を持ち、何をするかに影響する。高貴な魂は、自分に対して敬意を払う。

歓声を求め、理想を捨てる時、品格は失われる。
人格は得るものであり、天与のものではない。

カイロプラクティック

カイロプラクティックは二〇世紀最大の発見であり、専門職であり、ムーブメントであると断言できる。学ぶほどに、よりシンプルで深遠なものであることが分かる。

トム・ジェラルディ

自然に従う者が、自分の道から外れることはない。

ソクラテス

他の道より優れた道が一つあるとすれば、それは自然の道である。

プラトン

私たちの外には自然がある。私たちの内には自然がある。

トム・ジェラルディ

何か一つを選ぶとき、それは世界のすべてとつながっていることに気づく。

ジョン・ミューア

ひび割れた壁に咲く花、私はあなたを摘み取り、根も葉も花もこの手に抱く、小さき花よ。しかし、もしも私が、根も葉も花も、すべての中のすべてであるところのあなたが何であるのかを理解できたなら、私は神と人間とについて確かに知ることになるであろう。

アルフレッド・テニスン男爵

健康とは、人が最も自律的に生きることを可能にするものである。

イヴァン・イリイチ

芸術は哲学の現れであるが、偉大な芸術は血の通ったものなのです。

トム・ジェラルディ

体には生来、健康を維持しようとする働きが宿っています。その営みを阻害するものとして、脊椎サブラクセイションがあるのです。カイロプラクティックのアジャストメントは、脊椎サブラクセイションを修正することを目的としています。

トム・ジェラルディ

脊椎サブラクセイションは、健康を維持する能力を低下させる原因となる。

トム・ジェラルディ

人の役に立つ方法は脈々と受け継がれていく。
カイロプラクティックもその例外ではない。
私は父にこの信念を刻み込まれた。
私は父があなたに直接手渡したがごとく、
色付けすることなく、これをあなたに伝えよう。
この原理と実践は決して濁らせてはならぬ。
人はかつて父が我らに与えたものを必要とした。
今では私があなた方に与えている。
あなたが受け取ったものは、まだ見ぬ世界中の人々が探し求めているものだ。
責任は重大だが、その栄光は計り知れない。時間を無駄にしている暇はない。
大いなる力・意志・智性が天から地へと流れ途切れぬことを祈る。
天から地に、心から世界へと伝わるこの摂理を、
あなたの命が受け取り、それに従い生きていくことを願う。
あなたは輝く信念を持っているのだから。
それをよくよく護りなさい。

B・J・パーマーの絶筆

私たちの魂の奥底には、この世界は、物質の力による元素の混沌からもたらされた単なる機械的現象の組み合わせを超えた存在なのかもしれない、と教えてくれる何かがある。

ルイ・パスツール、ポール・ド・クライフ著『*The Microbe Hunters*』より

自然は目的なしに生むことはなく、また、必要なものを省くこともない。

アリストテレス

［引用元不明］

カイロプラクティックは、脊椎サブラクセイションをアジャストする技術です。

あなたの体は、あなたが自己を表現するための道具です。道具を大切にしましょう。

コミットメント

人であれ、アイデアであれ、計画であれ、目の前の仕事であれ、違いを生むのはコミットメントです。

トム・ジェラルディ

人は習慣の生き物である。傑作は、行為ではなく、習慣から生まれる。

アリストテレス

何をやっても結果が出ないときには、ハンマーを振るう石工の仕事を見に行くとよい。一〇〇度目の一撃で岩が割れるとき、それまでの九九撃は全くの的外れであったと、君は思うだろうか。

ジェイコブ・リース

目的のためには命さえも惜しまない人間には、誰も逆らうことはできない。

ベンジャミン・ディズレーリ

挑戦に失敗する可能性があるからといって、自分が正しいと信じる道を曲げるようなことがあってはならない。

エイブラハム・リンカン

[引用元不明]

この人生で本当にやりたい事は何だろうか、と自身に問い、その答えに対するコミットメントを定期的に再確認しましょう。

コミットするまでは、そこに躊躇や撤退のチャンスがあり、常に非効率的だ。しかし、主体的で創造的な活動には常に、一つの本質的な原則がある。これを知らないために、多くのアイデアや素晴らしい計画が台無しになっている。それは、「決心した瞬間に運命が動き出す」ということだ。決心しなければ決して起こらないような、さまざまなことがあなたを助けるために起こりだす。その決断から一連の流れが生まれ、予期せぬ出来事や出会い、物質的な援助など、夢にも思わなかったようなことが起きてくるのだ。

私はこの考えを強く信じて行動している。だからこそ、常に結果について考えている。

人を支える唯一のものは、自分の道に対する全幅の信頼です。

誰もあなたの道を変えることはできません。誰かがあなたを加速させたり、減速させたりはできたとしても、あなたの方向を変えることができるのはあなただけです。

どんな問題に遭遇するか、考える気にもならない。ただ、正面からぶつかっていくだけだ。

コミュニケーション

母親の胎内で最初に分化するのは、コミュニケーションのシステムである神経系です。コミュニケーションは体の健康の基本であるように、あらゆる人間関係やビジネスの健全さの基本となります。

トム・ジェラルディ

汝自身より優れた忠告を言う者なし。

キケロ

また、もしラッパがはっきりとした音を出さないのなら、誰が戦闘の準備をするだろうか。

「コリントの信徒への手紙一」一四章八節

もしもあなたが私にレッテルを貼るのなら、それは私の存在を否定することになる。

セーレン・キェルケゴール

平和は力によっては維持できない。それは理解によってのみ達成される。

アルベルト・アインシュタイン

話す内容よりも、誰が話すかが重要視される世の中だから、一人の男に判断を委ねる方がとてもシンプルなのです。

アイン・ランド

メッセージが受け取られないからといって、送る価値がないということにはならない。

セガキ

注意すべきは、公然と反対してくる人たちではなく、反対しながらも、臆病ゆえにそれを表明しない人たちである。

〔引用元不明〕

良いミッション・ステートメントには、動詞、名詞、目的語が用いられ、形容詞、副詞、受動態はあまり使われない。なぜ、政治家や宗教家は形容詞や副詞を多用するのでしょうか。それは、聞いている人が、その発言に対して自分なりの考えを投影することができるからです。演説者が自分に賛同していると思い込むことができるのです。

新人セールスマンは落ち込んでいた。とても重要な契約を打ち切られたのだ。彼は上司にそのことを話し、肩をすくめ言った。「馬を水飲み場に連れていくことはできても、飲ませることはできない、ということですかね」。上司はこう言った。「一つアドバイスをあげよう。君の仕事は、馬に水を飲ませることではない。喉が渇くように仕向けることだ」と。

良い知らせは打ちまくれ、悪い知らせは狙い打て。

良い知らせは上にも下にも持っていけ。悪い知らせは上にだけでいい。

関係者全員が本気で解決しようと思えば、解決できない問題はこの世に存在しない。

勇気

マンネリを打ち破るには勇気が必要です。私たちは原始人ではないので、肉体を危険にさらすような物理的勇気はそれほど重要ではありません。それよりも、知的、経済的、感情的、精神的な勇気の方が重要となるのです。

トム・ジェラルディ

何をするにしても、勇気が必要だ。どんな道を選んだとしても、必ず誰かが非難してくる。

ラルフ・ワルド・エマーソン

ワシは群れない。一度に一羽ずつ見つけるのだ。

エドワード・M・カティッチ

完璧な滑りを邪魔するものは、恐怖心だと言われる。失敗に対する恐れだ。しかし本当に恐れるべきは、挑戦しないことによって失うものの方だ。高級車だろうが土地だろうが売ってしまえ。しかし決して売り渡してはいけないものがある。何度失敗しても、立ち上がるんだ。足の先を麓に向け、滑ればいい。人生は直滑降だ。地球上で、最大傾斜点ほど、気持ちのいい場所はない。

グレン・プレイク（世界的スキーヤー）

肖像画を描くのは冗談じゃないと言ってるんだ。価値のある絵を描く時には、必ず迷いと絶望の時が来る。

ウィリアム・モリス（画家）

厄介なことに、リスクを取らないと、さらなるリスクを背負うことになるんです。

エリカ・ジョング

魂が与えられるのは、あくまでも個々人に対してである。

アルベルト・アインシュタイン

文化的国家の運営において、自由と無教養は両立しえない。

トーマス・ジェファーソン

人類の歴史は、数え切れないほどの勇気ある行動で形作られてきました。人が理想のために立ち、社会の問題を改善するために動き、不正に立ち向かうたびに、希望の小さなさざ波が立つのです。勇気の波紋が無数に重なり合うとき、そこにうねりが起き、抑圧と束縛の壁を一掃する流れが生み出されるのです。

ロバート・F・ケネディ

人が信念を曲げる中、あなたが貫くのなら、
妥協がはびこる中、あなたが原理を守るのなら、
難しいものが耳目を集める中、あなたがシンプルさを保つのなら、
真理が大衆の合意よりも美しくあり続けるのなら、
評価されることよりも、正しくあることの方が重視されるのならば、
安定よりもリスクを取り、奴隷の生より自由なる死を選ぶのなら、
普遍の真理が明らかとなり、真理を分有する私たちが一つだと気づくのならば、
そうすれば、すべての混乱、狂気、暴力は、あなたのもとから去っていくだろう。

トム・ジェラルディ

試されない人生は、生きるに値しない。

エピクテトス

黙っていることができない人たちに感謝しなさい、彼らこそ進歩の担い手なのだから。

トム・ジェラルディ

高貴なる危険と輝きに満ちた一時間は、名誉も注目もなく、ただただ過ぎ去る儀礼的な生活の数年分の価値がある。

ウォルター・スコット卿

人生を、あなたの信念の表明にしなさい。

トム・ジェラルディ

私は自分が知る限りのことを精一杯やっていますし、最後までやり遂げるつもりです。最終的に私が正しいことが明らかになるのなら、私に対する批判は取るに足らないものとなるでしょう。最終的に私が間違っていることが明らかになるのなら、たとえ十大天使に私の正しさを証言してもらっても、何も覆ることはないでしょう。

エイブラハム・リンカン

勝つということは、優位に立つということではありません。それは、価値ある目標に向かって誠実に行動するということです。

トム・ジェラルディ

もし国家が自由以上のものに価値を見いだすなら、その国は自由を失うだろう。そして皮肉なことに、それがお金や快適さであれば、それもまた失うことになる。

サマセット・モーム

この世に自由ほど大切なものはない。自由にはお金を払うだけの価値がある。自由のためなら職をかけてもいいし、刑務所に入ることもいとわない。富多き奴隷より、自由なる貧乏を選ぶ。プライドを捨てて大金持ちになるくらいなら、信念を貫いて極貧で死んだ方がましだ。

マーティン・ルーサー・キング・ジュニア

人間の究極の試練は、便利や快適さに対するスタンスではなく、対立や論争に対するスタンスである。

マーティン・ルーサー・キング・ジュニア

それはもう迷信です。安全などというものは自然界には存在しないし、子どもたちだってそんなものは経験しない。長い目で見れば、危険を避けることは、危険にさらされることよりも危険なのです。人生は大冒険であるか、さもなくば何もないかのどちらかです。

ヘレン・ケラー

魂にとっては試練の時だ。この危機に際し、兵士や愛国者は尻込みすることだろう。今、国のために立つ者は、全国民からの愛と感謝を受けるに値する。暴政は地獄に等しく、容易に打破できるものではない。しかし救いはある。戦いが困難であるほど、勝利はより輝かしいものとなるのだ。安く手に入れたものは、低く評価される。無上の価値は愛のみ。天はその物に適切な価格をつける方法を知る。自由という天の賜物が高く評価されないとしたら、それは実にばかげたことだ。

トマス・ペイン「宣言法」第一段落

たいていの人は普通であることを好み、はっきりと主張し目立つことを恐れます。彼らは、どうとでも取れるような曖昧な見方や、誰もが考えるような平均的な考え方を取るのです。

マーティン・ルーサー・キング・ジュニア

地獄の最下層は、重大なモラルの危機に際し、中立を選んだ人々のために用意されている。

ダンテ

〔引用元不明〕

笑うと、愚か者と思われるリスクがある。

泣くと、悲観的だと思われるリスクがある。

人に手を差し伸べると、巻き込まれるリスクがある。

感情をさらけ出すと、自分の本質を見られるリスクがある。

夢やアイデアを語ると、盗まれるリスクがある。

生きていると、死ぬリスクがある
希望を持つと、絶望するリスクがある。

挑戦すると、失敗するリスクがある。

愛すると、愛する人に愛されないリスクがある。

それでも、リスクは取らなければならない。

なぜなら、人生における最大のリスクは、何もリスクを取らないことだからだ。

何もリスクを取らない者は、何もせず、何も持たず、何者にもなれない。

苦しみや悲しみは避けられるかもしれないが、学ぶことも、感じることも、変化することも、成長することも、愛することも、生きることもできないのだ。

肉体的な強さも大切ですが、もっと大切なのは精神的な強さです。人が離れていく時、人に笑われる時、虚偽や不正が優勢に見える時、それでも自分が正しいと思う事をやり通す勇気が大切なのです。

凧は風に抗して昇る。

フランス農家の娘、一九歳のジャンヌ・ダルクは、信念を捨て解放されるか、火あぶりの刑に処されるかを迫られ、死を選びました。彼女は死の直前にこう言ったのです。
「いま私が確信するこの言葉は、世界においても確かなものだ。男は自分の信じるもののために命を捧げ、女は自分の信じるもののために命を捧げる。しかし時に人は信じるものもなく、信念を欠いた人生を送る。人は一度きりの人生を、あるがままに生き、そして死にゆく。自分の本質を放棄し信念なく生き続けることは、若くして死ぬよりも、ひどいことだ。」

偉大な船乗りは荒波の中で作られる。

勇気を持って、命をかけろ。

夢

夢が重要です。すべては、最後のシーンである夢から始まるのです。そして、その後に、夢を実現するための計画や行動という、困難でありクリエイティブな部分がやってくるのです。

トム・ジェラルディ

未来は、夢の美しさを信じる人のものである。

エレノア・ルーズベルト

夢を実現するためには、目を覚まさなければならない。

ロジャー・バブソン

思いやりがあり、献身的な人こそが世界を変えるということを疑がってはならない。事実、そのような人だけが世界を変えてきたのです。

マーガレット・ミード

神秘なる魂の深淵なる律動を理解できない者は、人生に目をつぶっているようなもので、それは死んでいるのと変わらない。

アルベルト・アインシュタイン

自己と自分の思考を調べてみると、正しい知識を得る才能よりも空想の才能の方が、私にとっては重要であるという結論に達するのである。

アルベルト・アインシュタイン

あなたは現実を見て、「なぜだ」、と嘆く。私はありもしないことを夢見て、「なぜそうではないのか」、と言うのだ。

ジョージ・バーナード・ショー

偉大な精神は偉大な目的を持つが、その他大勢は願うのみだ。

ワシントン・アーヴィン

私がすべきことは、私に関することだけであり、人がどう考えるかではない。この原則は、実生活でも知的生活でも等しく厄介なものであるが、偉大さと卑小さを区別するためには役立つかもしれない。世間では世間の意見に従って生きるのは簡単だ。孤独の中では自分の意見に従って生きるのが簡単だ。しかし、偉大な人間とは、群衆の中で孤独なる独立を甘美に保つ者である。

ラルフ・ワルド・エマーソン

先送りされた夢は、太陽の下のレーズンのようなものだ。

ジェームズ・ボールドウィン

［引用元不明］

見えないものを見ることができる人だけが、不可能を可能にすることができる。

あなたには、歴史を読むだけでなく、書き換えるチャンスもあるのです。しかし、そのチャンスはいつもやってくるわけではない。

教育

教育には、収入の増加だけでなく、重要な実用的価値があります。それは人生における喜びと感謝であり、適切な教育によって計り知れないほど増大するのです。現実に即した哲学が最も重要な科目となります。

トム・ジェラルディ

学問を義務とは考えず、美しき精神の解放を促すための貴重なチャンスと捉え、あなた個人の喜びとともに、後進の利益となるよう学びなさい。

アルベルト・アインシュタイン

人が過ちを犯す大半の原因は、疑いのなくなった事柄について考えるのをやめてしまうという人間の致命的な性質にある。

ジョン・スチュアート・ミル

人々を広く啓蒙すれば、心身への抑圧や独裁政治は、夜明けの悪霊のように消え去るだろう。

トーマス・ジェファーソン

精神がより高い次元の知に到達する場合、それがどのようにして到達したかを決して証明できない時が来る。

アルベルト・アインシュタイン

自分がすでに知っていると思い込んでいることを学ぶことはできない。

エピクテトス

旅の本意は、新しい風景を求めることではなく、新しい目を持つことにある。

マルセル・プルースト

知恵が始めである。知恵を得よ、あなたが何を得るにしても、悟りを得よ。

『箴言』四章七節

本来、人は皆同じである。しかし、教育により大差が生じる。

中国のことわざ

一世代の間、使われなかった技術は、完全に失われる。機械化により新しいものが増え古いものが失われていく。このようなことはいくらでもあるが、通常、その喪失を取り戻すことはできない。二〇〇年以上前の、読み書きすらあやしいストラディバリウスが日常的に作り出していたようなバイオリンを再現するために、化学と数学と電子工学と顕微鏡を駆使した果てしない努力を見るのは、哀れなことである。

マイケル・ポランニー

人が経験できる最も美しいものは、神秘的なものである。真のサイエンスとアートの源はすべてそこにある。

アルベルト・アインシュタイン

自由な社会への信頼という枠内における意見の多様性は、大学のみならず国家全体にとって基礎となるものです。

ジェイムス・ブライアント・コナント

良い学校の証しは、そこでの学びそれ自体が金色の喜びなのであり、それを強調するための金メッキを必要とはしない。

マイケル・オークショット

教育の最終目的は、知識ではなく、行動にある。

ハーバート・スペンサー

教えるということは、単に知識を与えることではなく、変化を促すことである。学習とは、知識を吸収する以上に、理解を得ることである。

ウィリアム・アーサー・ウォード

大学教育を受けて当然だと思っている人は、社会において全く通用しない自分に失望することが多いでしょう。教育とは心を開くだけのものであり、空っぽの心を埋めてやることはできないのです。

マルコム・フォーブス

心は、一度新しい考えによって引き伸ばされると、二度と元の大きさに戻ることはない。

オリバー・ウェンデル・ホームズ

芸術によって、また芸術によってのみ、私たちは自分の完全さを実現することができるのです。また芸術によって、芸術によってのみ、現実における卑劣な危険から身を守ることができるのです。

オスカー・ワイルド

［引用元不明］

日々が知ることのなかったことを、年月が教えてくれる。

真の意味での教育とは、自分が何をするにしても、なぜそれをするのかを知ることである。

教育が割高だと言うのなら、愚か者を観察してみるといい。

神

神については実に多くの概念があります。私にとって神とは、この宇宙の物理的、化学的、精神的法則であるユニバーサル・インテリジェンスなのです。

トム・ジェラルディ

神が、あなたの平穏を拒絶し、あなたに栄光を与えてくれますように。

スペインの祈り

神は、メダルや学位や卒業証書ではなく、傷跡であなたを見抜くだろう。

エルバート・ハバード

神よ、変えられないものを受け入れる平静さと、変えられるものを変える勇気と、その二種を見極められる賢さをお与えください。

ラインホルド・ニーバー

太陽が照らさなくとも太陽を信じ、愛が示されなくとも愛を信じ、神が語らなくとも神を信じる。

強制収容所の壁に書かれた言葉

神は、努力の強さによって、祈りの誠意を測る。

トム・ジェラルディ

神よ、あなたの愛が世界に伝わるように、この心を吹き飛ばし、私を空洞の葦にしてください。

バハイの祈り

最も安全で最良の方法は、自己の内と外にある大いなる力を認め、人生のバランスを保つことだ。それができ、そのように生きるのであれば、そのときあなたは真の賢者である。

エウリピデス

〔引用元不明〕

神の力はあなたの内にあり、神の恵みはあなたを包む。

祈るときには足を動かしなさい。

天は自ら助くる者を助く。

政府

政府の適切な役割と、それがもたらす長期的な影響については真剣に考えなければなりません。私たちの最大の義務は、子どもたちに生きてほしいと思うような政府を支持することです。人類の問題をすべて解決するようなシステムはないし、そのようなシステムを作ろうとすることは逆効果となります。

トム・ジェラルディ

価値観の違いや白熱した議論はあって当然であり、自立した人間の間で行われる重要な政策決定の過程である。

ハーバート・フーヴァー

「内なる敵」

国家というものは、愚かでも強欲でも存続できる。しかし、内部からの裏切りには弱い。門の前にいる敵は手ごわくはない。彼らは公然と旗を掲げており、認識されているからだ。しかし、裏切り者は門の内側を自由に歩き、狡猾なデマは路地裏を駆け、政府の中枢まで届くのである。裏切り者は裏切り者とは見えない。彼らは弱者を装い、人の心の奥にある卑しさに訴えかけてくるのだ。人知れず都市の秩序を乱し、行政の機能を麻痺させ、抵抗もできず国家の魂を腐らせる。殺人犯ですら可愛く見えるほどだ。

キケロ「The Enemy Within」

二人が完全に同意しているところでは、片方は必要ない。

ウォルター・リップマン

自由とは、人に与える覚悟がなければ、得ることのできない唯一のものである。

ウィリアム・アレン・ホワイト

完璧な政府などない。わずかな不正からでも革命が起これば、いつまでも混乱が続くだろう。孤立した抵抗勢力は活動を正当化するかもしれないが、それでは革命を正当化することはできない。革命は正義のためとはいえ、悪を作り出してはならない、という原則がある。無秩序な行為や不正では不十分だ。これらの行為は、相互に連携を取り、綿密に計画されねばならない。既存体制側も、専制を確立するためには、意図的に考え出されたビジョンを示さなければならない。

ジョン・ロック

ユーモア

最高のユーモアは、人間の本性に見いだされる。

トム・ジェラルディ

そんなに謙虚にならなくていいのですよ。あなたはそんなに偉くないのだから。

ゴルダ・メイア

オリジナリティとは、ソースを隠す技に他ならない。

フランクリン・P・ジョーンズ

私たちを愛してくれる人たちが、私たちを愛してくれますように。
私たちを愛してくれない人たちは、神がその心を変えてくれますように。
神が彼らの心を変えられないのなら、彼らの足首を曲げてくれますように。
私たちが足を引きずる彼らを分かりますように。

アイリッシュ・トースト（乾杯時のジョーク）

［引用元不明］

私たちは、他人を助けるためにこの星に生まれた。他人たちはいったい何のためにここにいるのか、私には分からない。

リーダーシップ

歌は誰でも歌えますが、誰もが歌手と呼べるわけではありません。リーダーシップも同じです。リーダーシップは芸術です。リーダーシップはその才を持ち生まれた者がそれを研究し、たゆまぬ努力で実践すべきものです。真のリーダーとは、最高の原理を駆使して敵味方を問わず高め、あらゆる創造的芸術の恩恵にあずかる者なのです。

トム・ジェラルディ

夢想家こそ真の現実主義者である。

フェデリコ・フェリーニ

山を動かすべき時に、我々はビー玉を転がしているに過ぎない。

アール・パウエル

世界は、自分の行く道を知る者を通すために、脇に立つ。

中国のことわざ

それは、その完璧なタイミングで、そちらの都合で、あなたにはどうすることもなく、現れ、過ぎ去っていく。

ゲイル・ゴドウィン

太上は下これ有るを知るのみ。

老子

人は、理解できない解決策を受け入れるくらいなら、問題が解決されないままに生きることを望む。

ウルジーとスワンソン

今すぐ行って、誤解を解け。

ユナイテッド・テクノロジーズ

ギブ・アンド・テイクの世の中では、得た分だけ与える人は少ない。

［引用元不明］

気配りとは、言いたいことを言いつつも敵を作らないためのコツだ。

誰かの歩んだ道を追うな。道なき道を行き、跡を残せ。

今の世の中、リーダーであることは悩ましい。人々が自分に付いてきているのか、それとも狙って来ているのか、判然としない。

人の評価は、その人が諦めるまでにどれだけかかるかで決まる。

愛

愛の力は私を魅了してやみません。それは変容し、超越します。

トム・ジェラルディ

いつでも無条件に、すべての人に温かい関心を持ちましょう。人生ははかなく短いのだから。

ヴィンス・パーフ

愛は所有するものでも、所有されるものでもない。愛はそれ自体に満ち足りたものなのだから。

カリール・ジブラーン

鳴らさなければベルはベルではない。
歌わなければ歌は歌ではない
あなたの心の内にある愛は、そこに留まるためにあるのではない。
与えなければ愛は愛ではない。

オスカー・ハマースタイン

［引用元不明］

人は愛し、物は使え。

パーマー父子

カイロプラクティックの創始者であり脊椎サブラクセイションを発見したＤＤパーマーと、その息子であり、この道を切り開き発展させたＢＪパーマーは、今ようやくその偉業と人類への貢献が認められ始めたばかりです。彼らの英雄的な人生、科学的な頭脳、大胆不敵な精神は、いつの日か地球全体を震撼させることでしょう。

トム・ジェラルディ

DDパーマー

カイロプラクティックの実践的な側面は、徒手により脊椎サブラクセイションをアジャストする技術にある。カイロプラクティックはサイエンスでありアートなのだ。

機械と人体との間に類似性や相似性はない。機械は感情のない自動装置であり、物理的な要素で構成されている。人体は生氣が宿り、自意識を持ち、真理を見通せる存在である。

お断りさせてもらうが、私は決してミックスはしない。カイロプラクティックをストレートに提供している。万一、他の方法とミックスされた場合、カイロプラクティックは即座にそのアイデンティティを失うことになるだろう。
カイロプラクティックは、病気を診断し治療したり、癒したりするものではない。科学的に他のどのシステムとも異なる。けっしてミックスはしない。

イネイトとエデュケイティドという二つの心は、体と環境との調和に配慮している。

ＢＪパーマー

人類の進歩を阻むものは二つ、サブラクセイションと自我による妨害です。

ここに見る成長と発展は、人にばかにされながらも、私たちが真剣に取り組んできた結果なのです。

原理が正しければ、その原理と調和するものもすべて正しいのです。

ほんのわずかでも人を動かすためには、過激でなければならない。

抑圧の呪縛を打ち破るセンスを身に付けなさい。人が何と言おうが自分のやりたいことをやり続ければ、いつかは君もカイロプラクターになれる。

的確（スペシフィック）でないのならカイロプラクティックではない。

アイン・ランド

アイン・ランドは、今世紀最大の哲学者の一人です。パーマー父子のように、彼女の偉業が一般に理解されるには、あと一〇〇年はかかるでしょう。

トム・ジェラルディ

私は自分自身を、世界を反映する気圧計にしたのです。大衆の声が私を押し上げ、押し下げるのです。

私はあなたのためなら喜んで死ねますが、あなたのために生きることはできません。

見てごらんなさい。崇高なる偉業でしょう。英雄的な業績です。これを作るために働いた何千人もの人たちと、これによって利益を得る何百万人もの人たちのことを考えてみてください。場所や時代にかかわらず、ほんの数人の精神が、わずか一二人、いやもっと少ないかもしれないが、彼らがいなければこのようなことは不可能だっただろうと言われています。いや、事実そうかもしれない。もしそうだとしたら、取るべき態度は二つあります。前者は、彼らは偉大な恩人であり、私たちは皆、彼らの精神という壮大な資源から溢れ出るものを糧としており、感謝と愛を持ってそれを受け入れるというものです。後者は、匹敵することも維持することもできない彼らの偉業の素晴らしさが、私たちの拙劣を明確にし、彼らからの無料の贈り物を受け入れないというものです。沼のそばの洞窟や、棒で起こした火の方が高層ビルやネオンよりも好ましいという考えがあってもよろしい。洞窟や棒で起こした火が、私たちの創造力の限界であるとすれば、ですが。ドミニクさん、この二つの態度のうち、どちらが本当に人道的な態度だとお考えですか。というのも、私は人道主義者なのです。

彼は偉大になりたかったのではなく、偉人だと思われたかったのです。彼は、建築することではなく、建築家として賞賛されることを望んでいた。彼は、世間に良い印象を与えるために、人から拝借したのだ。

そこが問題なのですが、偉大であることはいいことだけど、現実的ではない。

君が会場の隅に立って、誰かが壇上から君の愛する仕事について語るのを聞く日が来るだろう。その講演者の話す内容は、誰かが立ち上がり指でつまんではじいてくれないかと思いたくなる代物だ。それなのに聴衆はそいつに拍手喝采を浴びせているので、君は叫びたくなる。なぜなら、聴衆が本当に理解しているのかあるいは自分の方が正しいのか、自分が朽ちた頭蓋骨でいっぱいの部屋にいるのか、誰かが自分の頭を空っぽにしちまったのか、分からなくなってくるからだ。もはやその部屋に届く言葉は何もない。

彼は部下に笑顔を見せず、飲みにも連れて行かず、家族のこと、恋愛のこと、宗教観など、一切尋ねなかった。彼は、人間の本質である創造性にのみ反応した。そのオフィスでは、人は有能でなければならない。この仕事には、有能さに代わるものはない。よく働きさえすれば、上司の厚意を勝ち取るために他に何もする必要がなかったのです。それは上司から与えられる贈り物ではなく、部下から上司への恩義となるのです。それは上司から向けられる好意ではなく、部下への理解なのです。このことが、その職場にいるすべての人の中に、計り知れない自尊心を育んでいました。

君を、この世界を支配するためには、レバーを見つけられればよいのだ。一人の人間の魂を支配する方法を知れば、全人類を支配することができる。魂だ、ピーター。鞭でも火でも剣でも銃でもない、魂なんだよ。

創造者は病気には関心がなく、生命に関心を持っている。創造者の仕事は、人間の精神と肉体から病気をなくし、どんな利他主義者も思いつかないほどの解放をもたらしてきた。

人々は多くの誤った思い込みによって行動しています。例えば、昔ながらの分割統治。まあ、それはそれなりに応用が利くものですが。しかし、我々の時代には、もっと強力な方法を見つける余地があります。統合統治です。

名声は綱渡りのようなものです。腕の悪さを示したところで、その建築家を破滅させることはできない。しかし、不道徳であるとか、誰かに訴えられているとか、不倫したとか、蝶の羽をむしり取ったとか、そういう理由でなら破滅に導くことはできる。筋が通ってないって言うのかい。もちろん、そうさ。だからうまくいくんですよ。理屈とは理屈で戦えばいい。でもどうやって理不尽と戦うというのでしょうか。

彼らは皆私に敵対しているが、心配いらない。私には強みが一つある。彼らは自分が何をしたいのか分かっていないが、私には分かっている。

無理やり分からせてやることはできない。その必要もない。我慢するんだ。なぜなら君には道理があり、ああ、分かっている、そんなものは誰も欲しがらないものだ。そうして君の向かい側には、ボンヤリとして、肥えた、盲目の無気力がある。

コアとなる考えがあり、その考えがすべてのディテールを決めるのでなければ、合理的で美しいものなどあり得ない。建築物は生き物だ。その出来栄えは内なる真実、そのたった一つのテーマに従うことであり、たった一つの目的に奉仕することなのだ。

核となる目的は、人の人生における諸々を統合する役割を果たす。それにより人は人生の優先順位を確立し、くだらない葛藤をやめ、人生を楽しみ、その楽しみを心の許す限りあらゆる領域に広げることが可能となる。一方、目的のない人間は混沌の中に迷い込む。自分の価値を知らず、判断のしようもない。自分にとって何が大切で、何が大切でないのかが分からないから、何かのきっかけやちょっとした気まぐれで、なすすべもなく流されてしまう。何も楽しめない。決して見つけることのできない何かを求めて怠惰に過ごしているのだ。

フランコンは微笑んだ。キーティングはその顔を見て確信した。フランコンは本当はそれを信じていないことを。また、キーティングがそれを信じていないことも分かっているであろうことを。それでも二人は満足していた、共通の方法と共通の罪によってきつく結ばれていたのだ。

人々は情熱を、どんな偉大な情熱をも憎む。ヘンリー・キャメロンは過ちを犯した。彼は自分の仕事を愛したのだ。それが、彼が戦った理由だ。だから彼は失ったのだ。

以上すべて、アイン・ランド『*The Fountainhead*』より

成功

成功を定義する際には、細心の注意を払う必要があります。人は成功の概念を一つしか持てず、それに向かって生きていくことしかできません。自分できちんと定義して熱心に取り組むならば、年齢を重ねても若々しくいられることでしょう。

トム・ジェラルディ

私が天国の門に着いたときには、聖ペトロはこう言うでしょう。「弁解はならぬ、件の船は持ち帰ったか」と。

トム・ジェラルディ

できると信じる者は、できる。

ウェルギリウス

戦いの勝敗を決するものは、観客から遠く離れたところにある。ジムで、路上で、リングの裏側で、その照明の下で舞うずっと前から、それは始まっているのだ。

モハメド・アリ

自由で幸せに生きるためには、退屈を差し出さねばならない。それは必ずしも生易しい犠牲ではない。

リチャード・バック

達成の源泉は、自分がなり得る最高のものになろうとする意志にある。

ハロルド・テイラー

あなたがビジョンを持つことができれば、つまり、短期的なことを諦められれば、長期的な成功を手にすることができるでしょう。

ティム・ガノン

人は皆、自身の幸運の設計者である。

サッルスティウスによるカエサル評

人生は、何が可能かについて交わした同意書によって決定されます。その同意を変更することで、あらゆる限界を打ち破ることができるのです。

ウエイン・ダイアー

問題は、発生した時と同じ思考レベルでは解決できない。

アルベルト・アインシュタイン

「できないこと」


それは無理だと誰かが言った。

しかし彼は笑いながら答えた。

「できないかもしれないが、やってみないと分からないだろう」

彼は微笑みを浮かべながら、本腰を入れた。本当に心配ならそれを隠していたはずだ。

彼は歌いながら、できないと言われたことに挑戦し、そしてやり遂げた。


それは無理だと誰かがばかにした。

「そんなことはできないよ、誰もやったことがないんだから」

それでも彼は本腰を入れて、取り掛かった。前を向き、少し笑って。

疑いもなく、迷いもなく。

彼は鼻歌交じりに取り掛かった。不可能を可能にするために。


幾千もの人が、それはできないと言うでしょう。

幾千もの人が、失敗を予言してくれるでしょう。

幾千もの人が、起こり得るリスクをいちいち指摘してくれるでしょう。
でも、にっこり笑って、背筋を伸ばして。
本腰入れてやってみよう。
鼻歌交じりでやってみよう。
できないことだって、きっとできる。

エドガー・A・ゲスト「It Couldn't Be Done」より

人間である誇りの一つは、長期的な目的のために眼前の苦悩に耐えることができるということです。

ヘレン・メレル・リンド（社会学者、教育者）

長い目で見れば、狙ったものにしか当たらない。

ヘンリー・デイヴィッド・ソロー

前進には常にリスクが伴う。一塁に足を置いたまま二塁を盗むことはできない。

フレデリック・ウィルコックス

混乱した社会で、多くの人が問題ばかり見ている中、チャンスを見いだす人が未来を作るのです。

ルー・W・レール

良い演奏をするためには、遠くの星を見続けなければならない。

ユーディ・メニューイン

自らを助けることなしに、人を助けることはできない。これは人生の中で最も美しい条件の一つである。

ラルフ・ワルド・エマーソン

アフリカでは毎朝早い時間に、ガゼルが目を覚まします。ガゼルは早起きのライオンを出し抜かなければ、生きていけないことを知っているからです。アフリカでは毎朝早い時間に、ライオンが目を覚まします。ライオンは寝坊助のガゼルを出し抜かなければ、飢えてしまうことを知っているからです。あなたがガゼルであろうとライオンであろうと、太陽が昇ったのなら、起きなければならないのです。

ナンシー・オースティン

同じ風の下、ある船は東に向かい、ある船は西へ行く。
航海の行く末を決めるのは、風ではなく、帆の向きだ。

エラ・ウィーラー・ウィルコックスからの引用

理想で始まり、理想に終わるべし。

フレデリック・G・バンティング卿

簡素、善良、真理のないところに偉業はない。

レフ・トルストイ伯爵

勝利を味わうためには、挑戦に応じろ。

ジョージ・S・パットン将軍

いかなる類の疑いも、行動によってでなければ解消できない。

トーマス・カーライル

この地球で繰り広げられている運命ゲームにおいて、勝利の法則を知る者はいない。勝ち負けは他人の判断で決まるものではなく、プレイヤー自身が決めるものなのだ。

ロバートソン・デイビス

何をおいても、粘り強さほど大切なものはない。才能だけではだめだ。才能を持ちつつ成功しない人間などいくらでもいる。十で神童、二十過ぎれば只の人、などと言われる。教育だけではだめだ。世の中は学位持ちの怠け者でいっぱいだ。粘り強さと決意だけがすべてである。

カルビン・クーリッジ

勝利とは、いつの日か手に入れるものではなく、常にあるものだ。時たま勝つということはない。たまたまうまくできるということはない。いつだってきちんとやるのです。勝利とは習慣です。残念ながら敗北もまた習慣です。

ヴィンス・ロンバルディ

リスクのない成功は、栄光のない勝利である。

ピエール・コルネイユ

「時代を超越した三つの真理」

一、失敗しても命は取られない。失敗は葬儀屋ではなく、教師であるべきです。失敗は絶望のどん底に引きずり込むものではなく、達成の高みへと挑戦させるものなのです。失敗は一時的な回り道であって、行き止まりではありません。最大の失敗は、挑戦しないことなのです。

二、遅れても命は取られない。人は時に、遅延と敗北を混同します。遅延が最善手となることはよくあります。そこに持つ価値があるのなら、待ちなさい。多くの場合、その価値は遅れることによって高められます。遅延とは、神による忍耐の教育法なのです。忍耐は単なる美徳ではなく、人生という学校の必修科目です。

三、プレッシャーが永久に続くことはない。聖書の中で最も重要な言葉に「そして、こういうことがあった」というものがあります。問題やプレッシャーが永続することはありません。それは過ぎ去るのです。一時的であり一過性です。私たちの内なる力が、外部からの圧力よりもはるかに強いことを理解すれば、苛立ちは消え去ります。真に偉大なものはあなたの内なる力なのです。

ウィリアム・アーサー・ウォード「Three Timeless Truths」より

「あなたにとって良きこと」

自分らしくあること、正直に。
自分を受け入れること、感謝して。
自分の良さを知ること、喜びをもって。
自分を許すこと、心から。
自分を大切にすること、おおらかに。
自分のバランスを保つこと、和やかに。
自分を祝福すること、あふれるほどに。
自分を信じること、堂々と。
自分を愛すること、心の底から。
自分に力を与えること、祈りをもって。
自分を捧げること、積極的に。
自分を表現すること、はつらつと。

ウィリアム・アーサー・ウォード「Be Good To You」より

挑戦しないこと以外は、失敗とは呼ばない。

エルバート・ハバード

最後の最後のノーの後にもイエスが来る。未来はそのイエスにかかっている。

ウォレス・スティーヴンス

成功には、才能よりも揺るがぬ心が重要だ。

リチャード・ロイド・ジョーンズ

不可能に挑戦するのは楽しい。

ウォルト・ディズニー

成功の法則は教えられないが、失敗の法則なら教えられる。それは万人を喜ばせようとすることだ。

ハーバート・バイヤード・スウォープ

偉業を成し遂げるには、行動するだけでなく、夢を見なければならない。計画するだけでなく、信じなければならない。

アナトール・フランス

些細な悩みは克服し、大きな価値あることにエネルギーを使いましょう。あなたを疲れさせるのは眼前の山ではなく、靴の中の砂粒です。

ロバート・サーヴィス

長い目で見れば、私たちは自分の人生を自分自身で作っています。そのプロセスは死ぬまで続きます。人生の選択は、最終的には自分の責任なのです。

エレノア・ルーズベルト

必須なるは調和。
不要なるは自由。
万事において慈愛。

聖アウグスティヌス

私が人よりも彼方を見渡すのだとしたら、それはひとえに巨人の肩に乗っていたからです。

アイザック・ニュートン卿

あなた方の将来がどうなるかは分かりません。なかには高い地位に就く人もいるでしょう。作家として、あるいは芸術家として名をはせる人もいることでしょう。しかし、私が言いたいことは、あなた方の中で本当に幸せになれるのは、奉仕の仕方を探し、見つけた者だけだということです。

一九三五年イギリス学校での卒業スピーチ
アルバート・シュバイツァー

争いは正義である。万事は争いの必然に従い生ずる。

ヘラクレイトス

成功者とそうでない者の違いは、能力でも知識でもなく、意志の強さにあります。

ヴィンス・ロンバルディ

属するよりも、参加すること。
構うよりも、助けること。
信じるよりも、実践すること。
公平であるよりも、親切であること。
許すよりも、忘れること。
夢見るよりも、働くこと。

ウィリアム・アーサー・ウォード

私は何度も道を誤り、その都度自分が本当に向かうべき方向に気づいたのだ。

バックミンスター・フラー

大地に横たわる者は倒れない。

イディッシュのことわざ

最も深い恐れは、自分が不完全であるということではありません。私たちは自分自身の力強さをこそ恐れるのです。恐れは自分の闇にあるのではなく、光にあります。この輝かしく、華麗で、才能のある、素晴らしい私とはいったい誰なのかと自問する。

事実、あなたは誰であってはならないのでしょうか。あなたは神の子です。小さくまとまっていては、世の中の役には立てません。周りに不安を与えないようにと小さくあることは、賢明ではありません。私たちは皆、子どものように輝くために生まれてきたのです。

私たちは、内なる神の輝きを表すために生まれてきたのです。それは一部の人にだけあるのではなく、皆さんの中にあるのです。そして、内なる光を輝かせる時、私たちは無意識のうちに他の人の内なる光をも認めます。内なる恐れから解放される時、私たちの存在はそれだけで他者をも解放するのです。

ネルソン・マンデラ

失敗者とは、失敗した経験を生かせない人のことをいう。

エルバート・ハバード

想像力は知識よりも重要だ。

アルベルト・アインシュタイン

相対性理論が正しいと証明されれば、ドイツは私をドイツ人と呼び、フランスは私を世界市民と呼ぶだろう。私の理論の誤りが証明されれば、フランスは私をドイツ人と呼び、ドイツは私をユダヤ人と呼ぶことだろう。

アルベルト・アインシュタイン

私たちの相違点から目を背けてはいけません。そうではなく、共通の利益と、その違いを解決する手段に意識を向けましょう。多様性を尊重しつつ、世界を平和にすることはできるはずです。

ジョン・F・ケネディ

現実的な人間は、自分が望むものを手に入れる方法を知っている。哲学的な人間は、人間が何を望むべきかを知っている。理想的な人間は、自分が望むべきものを手に入れる方法を知っている。

エドガー・S・ブライトマン

人は得ることで生計を立て、与えることで生きがいを作る。

ウィンストン・チャーチル卿

運命を決するものは、偶然ではなく、選択である。

ウィリアム・ジェニングス・ブライアン

〔引用元不明〕

勝利の時も敗北の時も、等しくあれ。

発見とは、人と同じものを見て、新しいことを考えることにある。

最初から成功しないとしても、平均程度にはできているものだ。

最も高い目標を掲げる時、最も高い能力を発揮する。

私たちの努力が、遠い未来にいかなる実を結ぶかは、知る由もない。

よく考えた合理的な計画で、成果と指標を明確にし、それに対してコミットすれば、不安と不満は去り、必ずや成功へと導かれる。

失敗は一人でもできますが、成功は人と協力した方がよいでしょう。

成功は自転車に乗るようなものだ。こぎ続けるから立っていられる。

負けるかもしれないと思っているなら、それはもう負けています。成功は人の意志から起こるものです。すべては心のありようなのです。人生の戦いでは、必ずしも強い者、速い者が勝つとは限りません。自分にはできると思った人が、遅かれ早かれ、勝つのです。

プロフェッショナルであるために
一、迅速であること
二、準備すること
三、身だしなみを整えること
四、感じが良いこと
五、礼儀正しいこと
六、熟練していること

自分には人よりも優れた点があると信じ込めた時、偉業が生まれる。

ウラディミール・ホロヴィッツに、「あなたのようにピアノが弾けるようになれるなら命だって捧げます」と言った人がいたそうです。彼の答えはこうでした。「私はもう捧げている」。

誰にだってチャンスはある。一度きりかもしれないが、少なくとも一度はある。それは人が、その人自身が、偉業への歩みを決意する時だ。

燃え盛る試練を乗り越える者は、太陽の下でしおれることはない。

成功者とは、人が投げつけてくるレンガで、強固な土台を築くことができる人のことである。

完璧は約束できませんが、諦めない努力はお約束致します。

のんきな態度は、大事故を生む。それが高速道路であれ、ビジネスであれ。

一、可能な限り好意的であること。
二、言い争わないで説明すること。
三、自分の仕事を知ること。
四、物事を明確に説明すること。
五、誠実であること。
六、信頼にたる人物であること。
七、顔と名前を覚えること。
八、自信は持つがおごらぬこと。
九、成功を考えること。
十、人間らしくあること。

進歩にスピードは問われないが、方向を間違ってはならない。
完成に到達することは不可能だが、それを理由に諦めてはならない。

落ち込んだときには、こう考えてみるといい。

その男は小学校を中退した。その後、田舎の商店を営んでいたが、店はつぶれた。返済に何年もかかった。妻をめとった。下院議員に立候補し二回落選。上院議員に立候補し二回落選。古典的な演説をして、聴衆はそっぽを向いた。毎日マスコミから攻撃され、国の半分から非難された。

それでも、世界中のどれだけの人が、この不器用で、シワだらけで、陰気な「エイブラハム・リンカン」という男にインスパイアされたことだろう。

思考

思考については、もっと真剣に考えなければならない。考えることは、これから生きていく上で最も重要なことです。幼い頃に何を考えるべきかを教えられますが、幸運ならばその後、哲学、認識論、論理学に出合い、どのように考えるべきかを身に付けることができるのです。

トム・ジェラルディ

自分の思考の構造そのものを変えることができない者は、決して現実を変えることはできない。したがって、いかなる進歩も遂げることはないだろう。

アンワル・サダト

あなたはバッファローの群れに生まれた。自立するまでに踏み殺さずにいられたのならば、それは幸運だ。

アルベルト・アインシュタイン

広い視野で論理的に考え行動することのできない、子どものような大人を量産しているのであれば、それはその社会そのものに問題がある。

ジョン・スチュアート・ミル

あなたが誰かを考える人にするのなら、その人はあなたを好むだろう。
あなたが誰かに考えさせるのなら、その人はあなたを憎むだろう。

ペルシャのことわざ

話し方は、話す内容以上に重要です。たいていの耳は、正しい理解よりも心地よい音を求めているのだから。

チェスターフィールド伯爵

ある考えを是認せぬままに受け入れられるのは、教養ある心の証しである。

アリストテレス

積極的に考え抜くような人はほとんどいません。安易な答えや中途半端な解決策を求めるのは、全世界共通です。多くの人にとっては、考えなければならないことほど苦痛なことはないのです。

マーティン・ルーサー・キング・ジュニア

人が何を考えているかについてはよく考えるが、自分が何を考えているかを考える人は少ない。

トム・ジェラルディ

新しい考え方を受け入れられる心を養うのは難しい。多くの人が、早発性精神硬化症とでもいった病を患っている。彼らの心は幼い頃に形作られ、それ以降はすべて、その形に合わせてでしか物事を捉えられないのです。

トム・ジェラルディ

人に言う必要はない。それはおのずから明らかだ。

ヘンリー・デイヴィッド・ソロー

私は合理的思考だけで、この宇宙の根本的な理解に至ったのではない。

アルベルト・アインシュタイン

宗教、科学、芸術は、同じ樹の枝である。

アルベルト・アインシュタイン

間違った議論に対する解決策は、より良い議論をすることです。考えを抑圧することではありません。

〔引用元不明〕

長過ぎる話や文章は、たいていの場合、十分に長く考えなかった結果である。

物理学者のロバート・ウッドが、「物理学と形而上学」というお決まりの文句に対しての考えを求められた。形而上学とは哲学とほぼ同義語である。ウッドの答えは以下の通り。物理学者は考える。物理学者が考えるほどに、それが理にかなっているように思えてくる。彼は科学論文を読みあさり、読めば読むほど、そのアイデアが有望に思えてくる。こうして準備が整ったので、彼はそのアイデアを検証するための実験を考案する。実験は大変な作業だ。多くの可能性を検討する。計測の精度を上げていく。しかし最終的に、そのアイデアには見込みがないことが分かる。物理学者はそのアイデアを捨て、傷心から立ち直り、他のテーマへ移っていく。物理学と形而上学との違いは、形而上学者には実験室がないということである。

宇宙には十億個の星があると聞けば、あなたはそれを信じるでしょう。しかし、「ペンキ塗りたて」と書かれた看板があれば、あなたはそれを自分で確認しなければならない。

時間

時間とは、最も興味深い概念であり、最も貴重な資源である。

トム・ジェラルディ

王も農民も、金持ちも貧乏人も、権力者も弱者も、勝ち組も負け組も、そしてあなたも私も、一日に使える時間は二四時間です。

トム・ジェラルディ

二四時間という時間、人生において最も高い知性、活用できる能力、これをもって誰もが一日をスタートする。この三つの資源から、人生の違いが生まれるのです。

トム・ジェラルディ

［引用元不明］

きょう為す事が重要なのは、自分の人生のうちの一日をそれに費やしているからである。

土壇場ほど、人の働きを高めるものはない。

明日があるのなら、きょうを無駄に使うな。

真理

本当の意味で人の役に立つものとは、真理のようにシンプルなものです。真理と共に働くのは本当に楽しいことです。また益多きものです。

トム・ジェラルディ

真理が入り込むに十分開いている心の持ち主がいる。真理が留まることなく、出口から通り抜ける心の持ち主がいる。

シスター・エリザベス・ケニー

真理と誤謬がフェアプレーをするとき、前者は常に優位に立つことができる。

ベンジャミン・フランクリン

強者をおとしめても、弱者を育てることにはならない。

大男を打ち倒してあげても、小男を助けたことにはならない。

富める者を滅ぼしても、貧しき者を助けることにはならない。

経営者を痛めつけることでは、労働者を救うことはできない。

収入以上の支出を用いていては、問題を回避することはできない。

階級差別を煽っていては、兄弟愛を深めることはできない。

借りた金では、生活を安定させることはできない。

主体性や自立心なしに、人格と勇気を育むことはできない。

人が自分でできること、すべきことをあなたが代わりにやってあげているようでは、その人を助けることは永久にできない。

エイブラハム・リンカン

簡素、善良、真理のないところに偉業はない。

レフ・トルストイ伯爵

嘘の本質は言葉にあるのではなく、欺く心にあるのです。嘘は沈黙をもって語られること もあれば、曖昧な表現や特殊な言い回しで語られることもあり、時に目配せの場合もあるで しょう。この類の嘘は、明白に語られる嘘よりも悪質で下劣なものです。

ジョン・ラスキン

神は、真理か安息かの二択を迫られる。好きな方を選びなさい。ただし両方を得ることは できない。

ラルフ・ワルド・エマーソン

宇宙の諸力は、虚偽に対抗すべく団結している。

ラルフ・ワルド・エマーソン

正しいことが「崖っぷち」にあり、間違ったことが「玉座」にあるように見えるときでさえ、「正しいことは正しい」と信じ続ける力が必要だ。

ハロルド・ブレイク・ウォーカー

幻想は愛人のようなものだ。責任を負うことなく、いくらでも手に入れることができる。しかし真理は婚姻を要求する。ひとたび真理を受け入れたならば、あなたはその残酷な、しかし優美な掌の内となる。

レバザール・タールツ

真理は疑いようのないものです。悪意がそれを攻撃し、無知がそれを嘲笑したとしても、結局はそこにあるものです。

ウィンストン・チャーチル

多くの人が真理に出合いつまずいたことがある。しかしたいていの人は、立ち上がり、埃を払い、そして残念なことに、何事もなかったかのように歩き去るのです。

ウィンストン・チャーチル

人を自由に導く真理について、たいていの人は聞きたがらないものだ。

ハーバート・エイガー

一人だけが反対の意見を持っているとして、人類全体でその一人を黙らせることは、正当化されないでしょう。その一人が力を持っているならば、人類全体を黙らせることで正当化されるでしょう。

ジョン・スチュアート・ミル

真理は実にシンプルである、という事実は、探求者の心を苛立たせる。

ヨハン・ヴォルフガング・フォン・ゲーテ

あらゆる情報に対する障害であり、議論に対する抵抗であり、人を永遠の無知に陥れる原則がある。それは、調べもせずに断定することです。

ハーバート・スペンサー

［引用元不明］

真理はそれ自体で存在する！

真理は偉大である。火はそれを燃やすことができないし、水はそれを沈めることができない。

人は真理を探しているのではなく、自分が信じていることとつじつまの合う情報を探しているに過ぎない。

人間の最大の喜びは、真理の探究である。そして、それを見つけることを最も恐れている。

真理は変化しない。必ず真理で終わるのだから、真理から始めた方がよい。

仕事

仕事というものは、どういうわけか不当な扱いを受けてきました。創造的で建設的な仕事ほど、充実したものはないでしょうに。

トム・ジェラルディ

祖父は、人間には二種類あると言いました。仕事をする人と、手柄を横取りする人です。私は前者になるようにと言われました。その方が競争が少ないからです。

インディラ・ガンディー

経営者が給料を払うのではない、製品（サービス）が払うのだ。

ヘンリー・フォード

仕事を理解し責任を取れる人の邪魔をしてはならない。不要な監督で彼を困らせないようにしなさい。あなたが協力だと思っていることは、妨害以外の何物でもない。

トーマス・ドライヤー

ミケランジェロが絵を描くように、ベートーベンが作曲するように、シェイクスピアが詩を書くように、掃除人は通りを掃きなさい。天地の主が足を止め、ここに仕事に励む偉大な道路清掃人がいる、と言うほど、よく掃除すべきである。

マーティン・ルーサー・キング・ジュニア

人は皆、良い考え、良いアイデア、良い意図を持っている。しかし、それを実行に移す人はほとんどいない。

ジョン・ハンコック・フィールド

労苦に対する一番の報酬は、それにより得る物ではなく、それによりどのような人間になるかである。

ジョン・ラスキン

［引用元不明］

好機は、解決不能な問題を装い私たちの前に現れる。

監修者あとがき

私がシャーマン・カレッジ・オブ・ストレート・カイロプラクティックを卒業したのは、一九八三年のことです。当時は日本人留学生が私しかおらず苦労しました。トム・ジェラルディ先生の教えは厳しくも温かく、今でも私の仕事の土台となっています。学生時代の私は、日本にカイロプラクティックを普及するといった熱意にあふれていたものですが、気づけば臨床歴も四〇年を迎え、光陰矢の如しという思いです。

このたび、シャーマン大学創立五〇周年をお祝いし、恩師の著作に関われたことを光栄に思います。この企画に伴い、旧友たちとも連絡を取り、カイロプラクティックに対する熱意を新たにしました。翻訳出版の申し出をご快諾いただいたトム先生には深く感謝しております。

原著は一九九九年に出版されたものです。巻頭の言葉にもあるように、出典の不明確な点もありますが、原著を尊重し修正を加えることなく出版致しました。また、名言をただ訳すのではなく、偉人の本意に思いを馳せ意訳したものもあり、一般的に知られている名言とは異なる点もございますが、その点ご容赦ください。歴史上の偉人たちに最大限の敬意を払い、丁寧に監修させていただきました。

施術者であるカイロプラクターに加え、アジャストメントを受ける方々にも本書をお読みいただき、カイロプラクティックのコンセプトに触れていただければと思います。本書をきっかけとして、歴史上の偉人の書籍を購入されてはいかがでしょうか。読者オリジナルの名言集を編集してみれば、それはあなた独自の哲学となるはずです。

カイロプラクティックが創始された一八九五年以来、日本に限らず世界においても、カイロプラクティックは誤解され続けています。本書に述べられているような自然哲学が浸透し、世界がより良いものになるよう祈っております。

米山勝久

翻訳者あとがき

私は二〇二二年に、カイロプラクティックの創始者であるＤＤパーマーの著作を翻訳出版させていただきました。次の翻訳書籍も哲学書を考えていたところ、恩師である米山先生から本書をお勧めされました。トーマス・ジェラルディ先生の教えは一貫して、シンプルであることを求められています。本書を読むことで私同様、皆さまの魂にもカイロプラクティックの火が灯るのではないでしょうか。

近年の哲学書翻訳のムーブメントとして、旧来の直訳式ではなく読みやすい日本語に意訳する、というものがあります。本書においても、原文の直訳は極力避けました。厳格な学術書ではなく、カジュアルな読み物として捉えていただければ幸いです。そのために、言語を翻訳するのではなく、文章を読んだときに生じる想いがネイティブと一致するような意訳を心がけました。偉人の書籍のファンの方にとっては、思うところもあるかと存じますがご容赦ください。少しでも著者の想いに迫れればという気持ちで翻訳致しました。

また同時に、意訳が過ぎて解釈めいた翻訳にならないようにも注意しました。巻頭の言葉にもあるように、お気に入りの名言に思いを馳せていただきたいのです。読者各自が名言の真意を推し量るところに、本書の喜びがあるのだと思います。ぜひ一推しの名言を選び出してください。

さて、散りばめられた偉人たちの叡知には心奪われてしまいますが、本書は紛れもなくカイロプラクティックの本です。すべてのページのすべての文章が、カイロプラクティックについて述べられています。再度ご確認ください。

本書を出版するにあたり、歴史上の偉人であるトーマス・ジェラルディ先生、また敬愛する米山勝久先生とともに働く機会に恵まれました。また日本での出版をご快諾いただいたシャーマン大学現学長ジャック・ブーラ先生、並びに科学新聞社さまに御礼申し上げます。いずれもカイロプラクティックが紡いでくれたご縁だと感じています。このカイロプラクティックの灯が絶えることなく、脈々と受け継がれていくことを願っております。

福本要介

略歴

〈編著者〉

トーマス・A・ジェラルディD.C.（Thomas A. Gelardi）

1934年生まれ。パーマー・スクール・オブ・カイロプラクティック卒。ライル・シャーマン D.C. に師事。1973年シャーマン・カレッジ・オブ・ストレート・カイロプラクティック設立。1997年に同校総長を辞した後も、世界のカイロプラクティックを代表するリーダーの一人として活躍。

〈監修者〉

米山勝久 D.C.（よねやま かつひさ）

1958年生まれ。シャーマン・カレッジ・オブ・ストレート・カイロプラクティック初の日本人卒業生。パシフィック・アジア・カイロプラクティック協会にて長年指導に携わる。東京・南青山、ストレート・カイロプラクティック・オフィス院長。

〈翻訳者〉

福本要介（ふくもと ようすけ）

1979年生まれ。昭和薬科大学卒。薬剤師。東京カレッジ・オブ・カイロプラクティック（旧 RMIT 日本校）卒業。遠藤光政 D.C. に師事。2022年に D.D. パーマー著『ザ・カイロプラクター』（科学新聞社刊）を翻訳出版。東京・小田急線経堂駅前、アジャストメントルーム F 院長。

インスピレーションズ　～カイロプラクターを育む名言集～

2023年4月22日　初版発行

編 著 者	トーマス・ジェラルディ
監 修 者	米山勝久
翻 訳 者	福本要介
発 行 者	斎藤信次
発 行 所	株式会社　科学新聞社 〒105-0013 東京都港区浜松町1丁目2番13号 江口ビル別館 Tel: 03-3434-3741 Fax: 03-3434-3745　URL: https://sci-news.co.jp/
印 刷 所	港北メディアサービス株式会社
編集協力	株式会社 タイムアンドスペース

Printed in Japan